KFV

Hans-Jürgen Mest

Pseudowissenschaftliche Heilsversprechen im Umfeld der Medizin

Wie lange lassen wir uns noch in die Irre führen?

Karin Fischer Verlag · Aachen

Für die hilfreichen Hinweise zum Manuskript
danke ich meiner Familie und Georg Kratzsch.

Inhalt

Vorwort

Angebote zu Diäten, Nahrungsergänzungsmitteln, Multivitaminpräparaten, Mineralien beziehungsweise Salzen verschiedener Mischungen, Bachblüten, Homöopathie und vielen anderen scheinbar hilfreichen Mitteln sind ständig in Zeitschriften, Rundfunk und insbesondere Fernsehen präsent. Danach könnte man von früh bis spät diese Dinge konsumieren und würde, nach Angaben der Hersteller, gesund und fit bleiben oder erst werden.

Wenn man die Werbung im öffentlich rechtlichen Fernsehen im Vorabendprogramm betrachtet, dann muss man als Wissenschaftler entweder empört aufspringen oder sich amüsiert zurücklehnen.

Im zweiten Fall allerdings fragt man sich, ob dieses Verhalten korrekt ist. Viele der Fernsehzuschauer nehmen diese Angebote an und werden im einfachsten Fall nur abgezockt und im schlimmsten Fall geschädigt. Liegt es nicht in der Verantwortung des Wissenschaftlers, aufzuklären?

Das Fernsehen lehnt jede Verantwortung für den Inhalt der Werbespots ab. Sie »waschen ihre Hände in Unschuld«. Hauptsache, die Einnahmen sind gesichert. Wenn man die Werbungen entfernen würde, deren Aussagen wissenschaftlich nicht gesichert sind, dann bliebe nahezu nichts übrig. Dann »brächen« die Werbeeinnahmen ein, und die Steuerzahler müssten höhere Gebühren zahlen.

In den nachfolgenden Kapiteln des Buches möchte ich die oben genannten Angebote näher unter die Lupe nehmen.

Einige Leser werden danach sagen: Aber mir hat es doch geholfen! Der Professor spinnt doch! Auch dazu werde ich Stellung beziehen.

Wer weiterhin diese Angebote annehmen will, soll es gern tun, aber es soll niemand sagen, dass er es nicht gewusst hat.

Quickborn, den 11. Januar 2017
Prof. Dr. med. Hans-Jürgen Mest

Diäten

Als Kind, das während des Zweiten Weltkrieges auf die Welt kam und in den mageren Nachkriegsjahren aufgewachsen ist, kenne ich Nahrungsmangel, der bekanntlich nicht zum Übergewicht führt. Übergewichtige oder gar Fettleibige gab es nicht. Übrigens auch Herz-Kreislauf-Erkrankungen waren seltener als heute.

Das heutige Überangebot an Nahrungsmitteln, insbesondere in den reichen Industrienationen, führt leider auch zu einer erhöhten Nahrungsaufnahme und dem damit verbundenen Übergewicht, das vermeintlich Diäten nötig macht. Folglich ist die Wohlstandsgesellschaft daran »schuld«, oder besser gesagt: unser unkontrolliertes und meist wenig ausgewogenes »Fressverhalten«, um es biologisch auszudrücken.

In einer Ausgabe des SPIEGEL, immerhin ein investigatives Journal, wurde das Übergewicht auf Stress reduziert. Man kann also essen soviel man will: Wenn man ohne Stress ist, bleibt das Gewicht normal. In diesem Artikel schaut der Autor, wie leider sooft, nicht über seinen Tellerrand hinaus. Der Wissenschaftler, der sich mit Psychologie beschäftigt, findet dort die Ursache allen Übels. Der Ernährungswissenschaftler sieht die Ursache in der Fehlernährung. Der Sportwissenschaftler im Mangel an Bewegung. Man könnte die Liste fortsetzen, und man käme zum Schluss, dass alle ein wenig recht haben, aber keiner den Anspruch geltend machen kann, die Lösung gefunden zu haben.

Bevor ich einige Diäten unter die Lupe nehme, möchte ich ein paar **Grundkenntnisse über den Stoffwechsel** kurz zusammenfassen, die in jedem medizinischen Beruf, und teilweise schon in der Schule, vermittelt werden. Unser Organismus verbraucht, um zu leben, ständig Energie. Es gibt den sogenannten Grundumsatz und den Betriebsstoffwechsel.

Der **Grundumsatz** ist der Ruheumsatz, also der Energieumsatz des seit zwölf Stunden nüchternen, völlig entspannten Menschen. Der Grundumsatz setzt sich zusammen aus dem für die Lebensvorgänge der Zellen erforderlichen Erhaltungsumsatz und aus der Energieproduktion für Tätigkeitsbereitschaft. Der Grundumsatz ist abhängig von Alter, Geschlecht und Statur und unterliegt Tagesschwankungen. Mit anderen Worten, wenn man gar nichts macht, nimmt man trotzdem ab. Ein Teil des Gewichtsverlustes über Nacht ist damit auch erklärt.

Der **Betriebsstoffwechsel** dient der Gewinnung freier chemischer Energie, damit unser »Betrieb« funktionieren kann.

Dies ist die Verbraucherseite. Der Verlust muss durch Aufnahme von Energieträgern, die in den Nahrungsmitteln zu finden sind, ausgeglichen werden.

Einfache Regel wäre: Wenn ich nur soviel aufnehme, wie ich verbrauche, kann der Organismus keine Reserven, in welcher Form auch immer, anlegen. Wenn man mehr als nötig aufnimmt, werden zunächst alle schnell verfügbaren

Speicher, besonders in der Leber, aufgefüllt. Sind die Speicher gefüllt, werden die langfristigen Speicher, nämlich die Fettspeicher, bedient.

Im Fall der reduzierten Nahrungsaufnahme werden zunächst die schnell verfügbaren Speicher genutzt, und wenn diese verbraucht sind, greift der Organismus zur Fettreserve. Dies erklärt den »schweren« Weg zum Abnehmen.

Ich könnte an dieser Stelle das Kapitel abschließen, nach dem Motto: »Iss nur so viel, wie dein Körper braucht, und dein Gewicht bleibt konstant.« Aber so einfach will ich es mir nicht machen.

Die Bilanz aus Einnahme und Verbrauch wird in der Regel mit dem Körpergewicht bestimmt. Es gibt einige Faktoren, die man gern heranzieht, wie zum Beispiel den sogenannten **BMI (Body Mass Index)**, der aus der Größe und dem Gewicht errechnet wird: Gewicht in Kilogramm geteilt durch Größe zum Quadrat. Zum Beispiel: Ein Mann ist 1,75 Meter groß und wiegt 75 Kilogramm, dann ergäbe sich $75/1,75^2$ (3,0625) = ein BMI von 24,5. Danach wäre er im Rahmen des erwünschten BMI.

Hier ein paar Einschränkungen: Ein sehr muskulöser Mann würde einen zu hohen BMI haben, da Muskeln schwerer als Fett sind, und sicher sind gut trainierte Muskeln kein Nachteil. Ein Mann mit starkem Knochenbau könnte ebenfalls nach oben herausfallen. Andererseits führt eine Abnahme durch Hungern zu einem »guten« BMI, aber es ist nicht wirklich gut für den Organismus, denn es geht zuerst die Muskelmasse, die schwerer ist als Fett, verloren und dann erst das Fett. Wir hätten einen

Menschen mit einer schlaffen Figur, mit wenig Muskelgewicht, aber immer noch Fettdepots. Der Organismus stellt sich auf eine *vita minima* um. Er nutzt das Verfügbare optimal aus. Es ist der Lebenserhaltungstrieb, der den Organismus steuert. Folglich kommt der Organismus mit immer weniger Nahrung aus.

Es ist keine besondere Weisheit, wenn man feststellt, dass die körperliche Tätigkeit, wobei eine konstante moderate Aktivität dem Extremsport vorzuziehen ist, und die angepasste Nahrungsaufnahme der Weg zu einem gesunden Körpergewicht sind. Dabei kommt es nicht auf den absoluten BMI-Wert an, sondern ein individuell gesetztes Wohlfühlgewicht ist wichtiger, denn dann darf der BMI auch mal mehr als 25 sein.

Bemerkenswert ist noch der **Bauchumfang,** da das Bauchfett einige Risikofaktoren enthält. Der Bauchumfang ist auch ein einfaches Maß zur Fettverteilung. Manche Firmen bieten teure Geräte an, um den Fettanteil im Körper zu messen. Die Praxis hat gezeigt, dass ein einfaches Bandmaß den gleichen Zweck erfüllt.

Es gilt, dass der Bauchumfang bei Frauen nicht über 80 Zentimeter, aber auf keinen Fall über 88 Zentimeter, und bei Männern nicht über 94 Zentimeter und auf keinen Fall über 102 Zentimeter betragen sollte. Es gibt inzwischen viele Studien, die die Häufigkeit von Herz-Kreislauf-Erkrankungen und Diabetes mit dem Bauchfett in Relation bringen können.

Bevor ich zu den Diäten komme, noch eine Anmerkung zu den **älteren Mitbürgern.** Mit zunehmendem Alter benötigt man weniger Nahrung, das hat mit den oben erklärten **Stoffwechselvorgängen** zu tun, da diese im Alter reduziert sind. Mit anderen Worten: trotz gleicher Ernährung zeigt die Waage konstant höhere Werte. Neben dem oft körperlichen Umbau im Alter ein weiteres Ärgernis. Die Schlussfolgerung kann nur sein: entweder weniger essen oder etwas mehr körperliche Aktivität.

Nun möchte ich einige **Diäten** unter die Lupe nehmen. Diäten, die die oben genannten Ausführungen berücksichtigen, sind in Ordnung, aber man braucht sie eigentlich nicht.

Ohne Ross und Reiter zu nennen, hier ein paar Vorschläge von den Vertretern der Diäten.

Da verspricht eine Diät, dass man nur eine Tablette vor dem Essen nehmen muss, und das Fett wird gebunden und kommt erst gar nicht in den Körper. Die beiden Damen, die es in der Werbung proklamieren, sind außerordentlich charmant und benötigen keinerlei Diät, da sie ohnehin schlank und dazu noch gutaussehend sind.

Im Klartext: Wenn die Fette schon vorher abgebunden beziehungsweise »unschädlich« gemacht werden, dann werden sehr wichtige vielfach ungesättigte Fettsäuren ebenfalls nicht aufgenommen. Die sogenannten poly-ungesättigten Fettsäuren sind aber Vorstufen von wichtigen Wirkstoffen im Organismus, die dann fehlen würden. Man wird nicht mehr dick, »stirbt« aber dann in Schönheit. Da offensichtlich, so hoffe ich, noch keiner an der Diät gestorben ist, würde ich nur noch gern wissen, wie viele wirklich dadurch schlank geworden sind. Der ausgemachte wissenschaftliche Nonsens ist die Aussage: Wenn man

Fett wegnimmt, dann wird man nicht mehr dick. Der Organismus legt aus dem Überschuss an Nahrung, auch ohne Fettanteil, Fettdepots an. Unmengen an Kohlenhydraten im Essen führen ebenfalls zur Fettleibigkeit. Nur dass es mit einem hohen Fettanteil schneller geht, da ein Gramm Fett doppelt soviel Kalorien bietet wie ein Gramm Kohlenhydrate.

Resümee: Diese Diät ist im geringsten Fall wirkungslos und im schlechtesten Fall gefährlich.

Auch prominente Mitbürger geben sich dazu her, für zweifelhafte Diäten zu werben. Da streckt ein Prominenter den Bauch im Profil heraus, um seine Fettleibigkeit zu demonstrieren. Nach Einnahme einer flüssigen Diät zweimal am Tag und dann doch noch einer Mahlzeit am Abend zeigt sich der Prominente von vorn. Obwohl auch dort noch der Bauch deutlich zu erkennen ist, meint er, abgenommen zu haben. Der angepriesene Protein-Shake enthält neben Eiweißen auch Bienenhonig, und besonders gut für die Werbung machen sich Vitamine, hier werden die Vitamine B_5, B_6 und B_{12} hervorgehoben. Einen solchen Shake trinken zu müssen ist schon gewöhnungsbedürftig und führt in Forumsdiskussionen zum Vorschlag, die Nase zuzuhalten, und runter damit. Dann berichten einige, dass sie erfolgreich zwei Kilogramm in einer Woche abgenommen haben. Die zwei Kilogramm kann man auch in einer Nacht verlieren.

Man ist schon sehr erstaunt, wie naiv einige Diätesser ihr Gewicht interpretieren.

Kürzlich sagte mir ein Freund, dass er schon deihundert Gramm abgenommen hat. Um den freundschaftlichen

Frieden nicht zu gefährden, habe ich ein lautes Lachen vermieden und versucht, sachlich aufzuklären. Prinzipiell muss man sich früh nach dem Aufstehen wiegen und die letzte Nahrungsaufnahme sowie den Füllungszustand des Magen-Darm-Kanals berücksichtigen. Wann war mein letzter erfolgreicher Gang zur Toilette, konnte eine Ausscheidung von nicht benötigten Nahrungsbestandteilen festgestellt werden? Wenn man sich täglich morgens wiegt und die Kurve des Gewichtsverlaufes längerfristig nach unten zeigt, dann kann man von einer Abnahme sprechen. Der Erfolg zeigt sich jedoch erst, wenn das Gewicht über Monate unten bleibt. Dann versteht man auch die Aussage: »Abnehmen geht sehr schnell, aber das Gewicht halten ist viel schwieriger.« Man spricht gern vom »Jojo-Effekt«.

Resümee: Die Diät besteht in einer geringeren Nahrungsaufnahme, wobei der Hunger mit einem für die meisten weniger wohlschmeckenden Shake gestillt werden soll. Braucht man dazu einen Shake?

Es ist müßig, weitere Diäten unter die Lupe zu nehmen. **Theoretisch ist Abnehmen eine sehr einfache Sache, indem man sich ausgewogen ernährt und möglichst täglich moderat bewegt.** Nun werden einige Leser mit Recht sagen: »Der hat gut reden«, denn die Praxis sieht ganz anders aus. Wie schwer es ist, diese Kenntnisse in die Tat umzusetzen, ist dem Autor ebenfalls gut bekannt. Die Überwindung des inneren Schweinehundes ist schwierig und hindert uns manchmal an einer gesunden Lebensweise. Versuchen sollte man es trotzdem.

Nahrungsergänzungsmittel

Ein Hersteller von Konzentraten aus Obst und Gemüse behauptet, dass man gar nicht so viel Obst und Gemüse essen kann, um seinen Bedarf an Vitaminen und Spurenelementen zu decken. Für diese Aussage werden die Vertreter geschult. Das Konzentrat besteht natürlich nur aus bestem Bio-Gemüse und Bio-Obst. Von diesem Gebräu brauche man dann nur wenige Milliliter zu nehmen und es mit Wasser aufzufüllen, dann hätte man seinen Bedarf gedeckt. Die Flasche Konzentrat kostet etwa fünfzig Euro; da man ja nur einige Milliliter benötigt, ist es nicht viel teurer als ein Glas Orangensaft.

Ich habe selten einen solchen Schwachsinn gehört.

Zunächst Anmerkungen zum Bedarf. Millionen von Schwangeren ernähren über neun Monate sich und das sich entwickelnde Kind. Die meisten Schwangeren leben und essen so wie vor der Schwangerschaft, selbst wenn man davon absieht, dass bei einigen Schwangeren zeitweise eigenartige Essenswünsche aufkommen (dabei ist der Appetit auf saure Gurken noch das Harmloseste), ist die Zusammensetzung der Nahrung nicht verändert. Die normale Ernährung führt weder beim Kind noch bei der Mutter zu Mangelerscheinungen. Der Körper holt sich die Dinge, die er benötigt, aus der Nahrung. Selbst bei Fast-Food-Essern kommt es nicht zu Mangelerscheinungen.

Der Körper benötigt offensichtlich weniger, als allgemein angenommen wird.

Am häufigsten wird der Bedarf an Vitamin C diskutiert. Bei einer normalen Nahrungszusammensetzung ist auch der Bedarf gedeckt. Eine Kiwi oder ein Glas Orangensaft scheint schon auszureichen, um den Vitamin-C-Bedarf zu decken. Vitamin C ist aber auch in allen Gemüsesorten und in unseren Grundnahrungsmitteln, wie zum Beispiel der Kartoffel, enthalten. Bekannt ist, dass ein Erkältungsinfekt den Bedarf an Vitamin C erhöht. Sicher kann dann ein Glas Zitrone nicht schaden. Linus Pauling, zweifacher Nobelpreisträger, proklamierte, man solle täglich ein Gramm Vitamin C zu sich nehmen, das gegen viele Erkrankungen hilfreich sein soll, sogar gegen Krebs. Dazu muss man anführen, dass der Überschuss an Vitamin C über die Niere ausgeschieden wird, ein Depot gibt es also nicht. Jetzt hat man festgestellt, dass insbesondere bei Männern die erhöhte Aufnahme von Vitamin C die Bildung von Nierensteinen fördert. »Viel hilft viel« ist auch hier falsch.

Noch eine Anmerkung zu Linus Pauling, der 1954 den Nobelpreis für Chemie und 1962 den Friedensnobelpreis bekommen hat. Damit ist er neben Marie Curie der einzige Wissenschaftler, der Nobelpreise in unterschiedlichen Kategorien erhielt. Kurioserweise war seine Idee, dass Vitamin C auch gegen Krebs helfen könnte, wenig überzeugend, da er täglich Vitamin C eingenommen hatte und trotzdem an Prostatakrebs verstorben ist.

In einem Werbespot für ein Multivitaminpräparat wird dem Zuschauer eingeredet, dass für die Frau zum Beispiel Folsäure und für den Mann bestimmte B-Vitamine fehlen beziehungsweise ergänzt werden müssen. Das Präparat enthält jedoch mindestens zehn verschiedene Bestandteile, die dann aufgenommen werden. Diese Werbung ist irreführend und gefährlich. Die behaupteten Mangelerscheinungen sind nicht nachgewiesen, und ein erhöhtes Angebot bringt keinerlei Vorteile. Die Einnahme von mehr als drei Bestandteilen in einer Tablette stellt die Wirksamkeit infrage beziehungsweise führt dazu, dass Wechselwirkungen nicht auszuschließen sind. Ein Mehrangebot an Vitaminen macht im Bestfall keine Nebenwirkungen, oder es führt im negativen Fall zu Hypervitaminosen, wie für einige Vitamine bekannt.

Resümee: **Nahrungsergänzungsmittel, die versprechen, den Bedarf an Vitaminen und Mineralstoffen zu decken, sind bei normaler Ernährung nicht erforderlich.** Mit einer Blutuntersuchung kann man schnell feststellen, ob tatsächlich ein Wert nicht der Norm entspricht. **Im besten Fall haben Nahrungsergänzungsmittel keinen Einfluss,** dann kann man sich das Geld auch sparen. **Im schlechtesten Fall kommt es zu Nebenwirkungen und zu körperlichen Schäden.** Multivitaminpräparate können darüber hinaus eine bestehende medikamentöse Therapie durch Wechselwirkung stören und dadurch wirksame Substanzen unwirksam machen. In diesem Zusammenhang darf ich auf mein Buch WAS MAN ÜBER ARZNEIMITTEL WISSEN SOLLTE hinweisen.

Dazu auch ein Statement aus berufenem Munde:

»Die meisten Menschen brauchen keine Nahrungsergänzungsmittel. Sie nehmen über ihre Mahlzeiten genug

Vitamine und Mineralstoffe auf. Wer längere Zeit zu hohe Dosierungen von Ergänzungsmitteln einnimmt und angereicherte Lebensmittel isst, schadet seinem Körper eher, als ihm etwas Gutes zu tun«, warnt die Deutsche Gesellschaft für Ernährung in Bonn. Unter anderem stehe Kalzium im Verdacht, bei zu hoher Dosierung das Herzinfarktrisiko zu erhöhen.

Arzneimittelwerbung

Zu Risiken und Nebenwirkungen lesen Sie die Packungsbeilage und fragen Sie Ihren Arzt oder Apotheker.

Ein Ratschlag, der nach jeder Werbung für Arzneimittel oder arzneimittelähnlichen Stoffen gesendet wird. Dieser Ratschlag hat eine gefährliche Alibifunktion, denn wenn Nebenwirkungen auftreten, dann bezieht sich der Hersteller beziehungsweise Anbieter auf diesen Hinweis.

Jemand, der sehr gründlich die Packungsbeilage liest, kann nur zu dem Schluss kommen, dass es besser ist, nichts davon zu nehmen. Die wirkliche Bedeutung der aufgeführten möglichen Nebenwirkungen einzuschätzen fällt selbst einem Fachmann schwer, denn häufig fehlen genaue Aussagen über die Häufigkeit einer Nebenwirkung: Tritt sie bei einer von zehn oder bei einer von 100.000 Anwendungen auf? Inzwischen gibt es diese Angaben, aber die Nachweise sind wenig belegt.

Das Hauptübel liegt jedoch in den meist falschen Versprechungen über die Wunderwirkung des Arzneimittels.

Inzwischen ist jedem Menschen bekannt, dass eine Erkältung mit Husten und Schnupfen etwa eine Woche mit ärztlicher Behandlung und sieben Tage ohne ärztliche Behandlung dauert. Doch die Werbung verspricht wundersame Heilungen mit ihrem neuen Produkt, das in der Regel ein altes ist, wobei der Name des Arzneimittels geändert worden ist. Mit anderen Worten: Man wird wieder in die Irre geführt. Die Vertreiber können sicher sein, dass einige Gutgläubige das Mittel kaufen, wodurch der Profit schon gesichert ist, und einige davon behaupten auch, dass es geholfen hätte. Die letzte Erkältung hat zwar ohne Behandlung genau so lange gedauert, aber das ist in Vergessenheit geraten.

Eine weitere unlautere Methode ist, dass verschiedene Anbieter scheinbar neue Arzneimittel anbieten, die jedoch altbekannte Wirkstoffe enthalten. So findet man Diclofenac unter einer Vielzahl von Arzneimitteln mit verschiedenen Namen, wie zum Beispiel Diclo dispers, Diclo KD, Difen, Flector, Solaraze und Voltaren, dem ersten Handelsnamen der Entwicklungsfirma. Dies gilt auch für den Gruppenverwandten Ibuprofen. Für Ibuprofen werden noch mehr Handelsnamen angeboten, wie zum Beispiel Aktren, Biatain, Dismenol, doc, Dolgit, Dolobene, Dolormin, Esprenit, ib-u-ron, Imbun, Miralgin, Neuralgin, Nurofen, Pedea, Tispol oder Trauma-Dolgit. Alle diese Produkte enthalten als Wirkstoff Ibuprofen. So ist es nicht verwunderlich, dass ein Patient ein scheinbares Alternativpräparat verschrieben bekommt, das aber den gleichen Wirkstoff enthält.

Übrigens ist gerade bei diesen sogenannten nicht-steroidalen Antiphlogistika, wozu Diclofenac und Ibuprofen gehören, mit Nebenwirkungen zu rechnen, besonders nach Langzeitanwendung. In diesem Zusammenhang sei angemerkt, dass gleiche Wirkstoffe auch gleiche Wirkung entfalten sollten. Unterschiede können durch die galenische Aufbereitung entstehen, wie zum Beispiel langsamere Freisetzung aus der Tablette und dadurch verzögerte Wirkung. Die prinzipielle Wirkung sollte jedoch gleich sein. Galenik bedeutet, dass der Wirkstoff in eine Arzneimittelform gebracht werden muss, damit er zu einem anwendbaren Arzneimittel wird. Es ist ein anderer Ausdruck für pharmazeutische Herstellung eines Arzneimittels.

Die tägliche Werbung bietet eine große Zahl von Beispielen, die ich nicht alle aufführen möchte.

Hier nur ein paar Beispiele:

Eiweiß-Vitamin-Kombination
Eiweißbausteine werden mit einem Vitamin kombiniert, und schon kann man sich für die Olympiade anmelden, da es nicht einmal unter Doping fällt. Wieder eine Täuschung der Verbraucher, denn Eiweißbausteine und Vitamine enthält unsere Nahrung. Wenn man tatsächlich zu wenig davon hätte, so wäre eine Substitutionstherapie (Substitution bedeutet Ersatz – es wird ersetzt, was fehlt) für das fehlende Vitamin angebracht. Ist genügend Vitamin vorhanden, dann ist die Einnahme bestenfalls wirkungslos, und die Eiweiße und Vitamine werden vom Organismus verarbeitet. Auch hier gilt, dass die Parole »Viel hilft viel« nach hinten losgehen kann, da der Organismus mit dem Überschuss umgehen muss. Wir belasten unsere für den Stoffwechsel wichtigen Organe wie Leber und Niere.

Multivitaminpräparate
Eine ausgewogene Ernährung bietet uns alle Vitamine, die wir benötigen. Multivitaminpräparate mischen verschie-

dene Vitamine in einer festen Dosis. Die Dosis ist für alle gleich, obwohl sicher nicht alle den gleichen Bedarf haben. Es werden eventuell einige Vitamine bereitgestellt, die relativ wenig vorhanden sind, aber es werden andererseits Vitamine mit angeboten, die ohnehin ausreichend im Organismus vorhanden sind. Die Vitamine haben Wechselwirkungen untereinander, und einige Vitamine können eine Hypervitaminose (Überangebot an einem Vitamin) erzeugen. Eine Hypervitaminose erfüllt das Kriterium einer Krankheit. Wie schon oben genannt, können darüber hinaus andere Arzneimittel in ihrer Wirkung beeinflusst werden. Deshalb Hände weg von Multivitaminpräparaten, denn sie helfen nicht und Sie sparen sich die Ausgaben.

Mineralien
Auch Mineralien werden ständig angeboten. Einige altbekannte Mineralien beschreiben die Hersteller unter der Prämisse, dass sie besonders wichtig sind. Auch hier gilt: Wenn der Organismus genügend Mineralien inklusive Spurenelemente besitzt, was sich heute im Blut bestimmen lässt, dann sollten keine zusätzlichen Mineralien eingenommen werden. Es wird dadurch nichts besser. Im Gegenteil: Der Organismus muss den Überschuss ausscheiden, und manchmal führt es zu nicht erwünschten Nebenwirkungen. Zum Beispiel kann zu viel Kalzium zu Nierensteinen führen, und, wie oben erwähnt, scheint auch das Herzinfarktrisiko erhöht zu werden. Zu viel Magnesium kann zu einer Hypermagnesiämie führen, die lebensbedrohlich sein kann. Insbesondere Sportler neigen dazu, Magnesium einzunehmen, da sie sich damit eine bessere

Muskeltätigkeit erhoffen oder Wadenkrämpfe zu verhindern suchen.

In einer Apotheke wurde ich Zeuge folgenden Gespräches: Ein junger Mann fragt die Apothekerin nach einem Magnesiumpräparat. Er begründet den Kauf mit Wadenkrämpfen. Die Apothekerin empfiehlt eine dreimalige tägliche Gabe. Wenn es nicht helfen sollte, würde sie zu einer Verdopplung der Dosis raten.

Ich traute meinen Ohren nicht. Ohne zu wissen, ob die Wadenkrämpfe etwas mit einem Magnesiummangel zu tun haben, wurden relativ hohe Dosen Magnesium empfohlen.

Voraussetzung wäre die Kenntnis des Blutspiegels für Magnesium. Wenn dieser zu niedrig ist, können die Dosis und die Dauer der Behandlung festgelegt werden. Eine Kontrolle des Blutspiegels während der Behandlung wäre zudem angezeigt. Hohe Dosen, über lange Zeit gegeben, führen zu einer Hypermagnesiämie.

Es ist korrekt, dass bei starkem Schwitzen bei sportlicher Belastung neben Wasser- ein Mineralienverlust eintritt. Aber auch hier hilft häufig die Ernährung. So ist in verschiedenen Getränken Magnesium enthalten, aber auch Mandeln, Nüsse und Schokolade (100 g Kakao enthalten 415 mg Magnesium – der Tagesbedarf liegt bei 300 bis 400 mg) enthalten viel Magnesium. Ist doch mal ein guter Grund, eine Tafel Schokolade zu essen, denn dann hat man gut die Hälfte des Tagesbedarfes an Magnesium gedeckt. Aber auch profanere Lebensmittel, wie Hülsenfrüchte, enthalten relativ viel Magnesium. Viele Sportler essen vor dem Wettkampf eine Banane. Die Banane enthält in

100 g 27 mg Magnesium. Da eine Banane um die 100 g wiegt, ist der Magnesiumanteil nicht sehr hoch. Nichtsdestotrotz: Die Zusammensetzung der Nahrung ist entscheidend, und die Deckung des Tagesbedarfes, beziehungsweise auch wenn erforderlich des Mehrbedarfes, ist wichtig.

Auch hier die Warnung: Zu viel führt zu einer Hypermagnesiämie. Es beginnt mit Muskelschwäche und Gefühlsstörungen und kann zu Atemlähmung, Schock, Koma bis zum Herzversagen führen.

Noch eine Anmerkung zum Kalzium: Frauen in der Menopause neigen häufig zur Osteoporose. Es kommt zur Verminderung von Knochengewebe ohne Veränderung der Gesamtform. Die Folge ist eine Minderung der mechanischen Belastbarkeit mit Neigung zu Frakturen (Knochenbrüchen) und Spontanverformung. Schon zu meiner Studienzeit wurde Kalzium als Heilmittel für Osteoporose in der Werbung gepriesen. Aber genau so lange ist bekannt, dass Kalzium nicht in den Knochen eingebaut wird. Seit vielen Jahrzehnten ist auch bekannt, dass man zusätzlich Vitamin D_3 benötigt, um Kalzium in den Knochen einbauen zu können. Folglich wurde ein Kombinationspräparat mit Kalzium und Vitamin D_3 angeboten. Erscheint logisch, aber es setzt voraus, dass beide Stoffe in gleichem Maße fehlen. Wenn mein Kalziumspiegel im Blut in der Norm liegt, dann ist eine zusätzliche Einnahme eher schädlich als hilfreich. Dies gilt auch für Vitamin D_3. Auch hier sollte der Blutspiegel bestimmt werden, bevor man wahllos den Organismus belastet. Die potentiellen Probleme, die durch Kalzium ausgelöst werden können, sind in dieser Broschüre beschrieben. Vitamin D_3 bildet unser

Körper durch Sonneneinstrahlung auf die Haut, in der sich natürliche Vorstufen von Vitaminen (Provitamine) befinden. So haben Menschen, die sich täglich im Freien aufhalten, wahrscheinlich einen höheren Vitamin-D_3-Spiegel im Blut als Büroangestellte oder Menschen, die vorwiegend vor dem Computer sitzen und die Sonne nur durch das Fenster sehen. Schlussfolgernd sollte nur ergänzt werden, was wirklich fehlt. Eine feste Kombination aus Kalzium und Vitamin D_3 würde voraussetzen, dass beide Anteile im gleichen Maße fehlen, was eher unwahrscheinlich ist. Sollte der Vitamin-D_3-Spiegel relativ niedrig sein, dann kann man im Winterhalbjahr eine Substitution vornehmen, denn die UV-Strahlung ist im Winter schwächer und kürzer und der Aufenthalt im Freien weniger häufig.

Auch auf die Gefahr hin, dass ich mich wiederhole: »Viel hilft viel« ist für Arzneimitteltherapie nicht nur Unsinn, sondern gefährlich.

Abführmittel

Unausgewogene Ernährung und zu wenig Bewegung können zur Hartleibigkeit führen. Fester Stuhlgang kann sehr schmerzhaft werden. Neben Verletzungen am After kann das starke Pressen auch Lunge und Kreislauf belasten. Außerdem fördert es die Bildung von Varizen am After, die, bisher besser bekannt unter dem Namen Hämorrhoiden, sehr unangenehm werden können. Eine Regulierung scheint angezeigt. Zuerst sollte man mögliches Fehlverhalten abstellen. Eine Nahrungsumstellung könnte hilfreich sein.

Die Werbung hat natürlich sofort Wundermittel bereit. Ein paar Tropfen des empfohlenen Abführmittels, und schon fühlt man sich wieder wohl. Wenn es so einfach wäre. Viele Nutzer klagen über erhebliche Darmkrämpfe und nachfolgenden wässrigen Stuhlgang, der mit erheblicher Gewalt den Darm verlässt. Die empfohlene Dosis ist meist viel zu hoch und nicht ungefährlich. Auch hier besteht die Gefahr, dass die Aufnahme anderer Arzneimittel erheblich beeinflusst wird, da die Resorption (Aufnahme) der Arzneimittel aus dem Darm verkürzt beziehungsweise verhindert wird. Außerdem werden größere Mengen Wasser ausgeschieden, was bei älteren Menschen Probleme bereiten kann.

Diese erheblichen Wechselwirkungen mit anderen Arzneimitteln sollten stets berücksichtigt werden.

Schlaf- und Beruhigungsmittel

Die meisten dieser Mittel unterliegen der Rezeptpflicht, und das ist auch gut so. Trotzdem gibt es einige rezeptfreie Produkte, die ebenfalls mit anderen Arzneimitteln in Wechselwirkung treten können. Es ist also Vorsicht geboten. Auch die Wechselwirkungen mit Alkohol müssen beachtet werden.

Einreibungen mit Schmerzgel

In letzter Zeit werben mehrere Firmen gleichzeitig für Einreibungen mit ihrem »Wundergel« bei rheumatischen und andersartigen Schmerzen im Kniegelenk. Zunächst muss man feststellen, dass die Namen »Schall und Rauch« sind, denn die Wirkstoffe sind stets dieselben (Diclofenac oder Ibuprofen): sogenannte nicht-steriodale Antiphlogistika (entzündungshemmend, schmerzhemmend). Dies ist schon die erste Beleidigung der Wissenden.

In der Werbung sind ältere Herrschaften zu sehen, die nach der Einreibung plötzlich wieder die Treppe hochspringen, manchmal auch wieder tanzen oder Fußball spielen können. Dann folgt die Erklärung: Während bei der oralen Einnahme der Wirkstoff erst über das Blut zum Wirkort kommt, die Substanz also über den Magen-Darm-Kanal aufgenommen werden muss und dann über das Blut verteilt wird, würde bei der lokalen Anwendung die Wirkung direkt an Ort und Stelle erzielt. Leider hat keiner der Hersteller je bewiesen, dass der Wirkstoff über die Haut bis tief in das Gewebe beziehungsweise in den Gelenkspalt eindringt. Im Gegenteil: Befunde zeigen, dass der Wirkstoff nur ganz gering aufgenommen und das Gelenk nie erreicht wird.

Nun werden wieder einige Nutzer sagen, dass es ihnen aber geholfen hätte. Jedoch allein die intensive Reibung verbessert die Durchblutung und zusätzlich suggerieren die Hoffung und der Glaube an die Wirkung Verbesserung. Der wissenschaftliche Vergleich fehlt indes auch hier. Für die orale (über den Mund vorgenommene) Aufnahme ist der Beweis der Wirkung längst erbracht.

Die möglichen Nebenwirkungen sind ebenfalls gut beschrieben. Der Nutzer muss abwägen, wie viel Belastung er sich zumuten möchte. Für die Einreibung braucht er einen festen Glauben.

Prinzipiell sollte Werbung für Arzneimittel verboten werden, denn vor die Therapie haben die »Götter« die Diagnose gestellt, und diese sollte vom Fachmann, also einem Arzt, gestellt werden. Insofern ist es auch fragwürdig auf den im oben zitierten Ratschlag erwähnten Apotheker zu verweisen. Ohne den Apothekern zu nahe zu treten: Es ist nicht deren Aufgabe, Diagnostik zu betreiben. Es wäre allerdings schon sehr hilfreich, wenn der Apotheker auf häufige Nebenwirkungen und Wechselwirkungen eines Arzneimittels hinweisen würde.

Homöopathie

Berühmt zu werden, liegt an dem:
Du musst begründen ein System!
Such was Verrücktes und erkläre,
dass alles Heil im Kuhmist wäre,
den auf die Wunde warm gestrichen,
noch jede Krankheit sei gewichen,
und den, nachweislich, die Azteken
geführt in ihren Apotheken ...
Hält man dich auch für einen Narren,
du musst nur eisern drauf beharren.
Dann fangen immer einige an,
zu glauben, es sei doch was dran.
Und du gewinnst dir viele Jünger,
die deine Losung »Kraft durch Dünger!«
streng wissenschaftlich unterbauen
und weiterkünden voll Vertrauen.

Aus: »Neue Heilmethoden«
von Eugen Roth
DER WUNDERDOKTOR,
Weimar 1939

Diese Methode, so humorvoll von Eugen Roth beschrieben, gilt heute noch und lässt sich auf die oben genannten Beispiele übertragen. Wobei der »Kuhmist« in den meisten

Fällen weniger gefährlich ist als Nahrungsergänzungsmittel oder falsch angewendete Arzneimittel.

Ein besonderes Kapitel ist die Homöopathie. Als Wissenschaftler könnte ich es mir leicht machen und die Vertreter der Homöopathie bitten, mir einen wissenschaftlichen Versuch zu zeigen, in dem sie beweisen, dass ihre Globuli einen besseren Effekt erzielen als ein Placebo, also ein Scheinpräparat, das keine wirksame Substanz enthält. Diese Versuche gibt es nicht, weil dieser Wirksamkeitsbeweis nicht erbracht werden kann. Nun werden viele Leser aufschreien und behaupten, dass es ihnen geholfen hat. Schon in den Sechzigerjahren wurden in den USA umfangreiche Untersuchungen mit Placebos gemacht. Zur Verwunderung der Experten konnten einige Symptome (zum Beispiel Kopfschmerzen) mit Placebo bei sechzig Prozent der Testpersonen erfolgreich beseitigt werden. Natürlich kann das ein homöopathisches Mittel auch, denn es hat den gleichen Placeboanteil wie jedes Arzneimittel. Ganz schlaue Leute wollten nun die meisten Symptome oder gar Krankheiten mit Placebos behandeln. Dies ist höchst gefährlich, da es sehr viele Erkrankungen gibt, die placeboresistent sind, wie zum Beispiel Epilepsie (Placebo hatte keinerlei Effekt). Oder wollen Sie einem Typ-1-Diabetiker anstatt Insulin ein Placebo verabreichen?

Wenn Homöopathie als Placebo angewendet wird, so ist es vertretbar. Die Gewinne, die man damit erzielt, sind aus meiner Sicht unseriös.

Die Erklärungen zur Wirkung von homöopathischen Mitteln sind wissenschaftlich absurd und sollten bereits einen Hauptschüler zweifeln lassen, der schon einmal Potenzrechnungen machen musste. Die klassische Homöopathie stammt von Samuel Hahnemann, der den Begriff 1810 eingeführt hat. Man kann ihm nicht verübeln, dass er auf der Basis des wissenschaftlichen Wissens von vor mehr als zweihundert Jahren seine Theorien aufbaut. Mich hat es amüsiert.

»Potenzieren (auch Dynamisieren) bezeichnet eine in der Homöopathie angewandte Methode zur Herstellung von homöopathischen Arzneimitteln. Bei diesem Zubereitungsverfahren wird die Arzneisubstanz schrittweise mit Wasser oder Alkohol verschüttelt oder mit Milchzucker verrieben und dabei teilweise so extrem verdünnt, dass der Ausgangsstoff nicht mehr nachweisbar ist. Nach den Vorstellungen der meisten Homöopathen sollen auf diese Weise ausschließlich die unerwünschten Nebenwirkungen der Substanz minimiert werden, die erwünschten Wirkungen jedoch nicht. Viele Homöopathen glauben außerdem, dass durch das Zubereitungsverfahren die erwünschte Wirkung sogar noch verstärkt würde« (Wikipedia 2017: Potenzieren, Homöopathie).

Dass man heute Verdünnungen von Stoffen in mehreren Potenzen anbietet, ist absurd. Einer Verdünnung mit der Bezeichnung D 78 entsprächen einige Moleküle auf alle Moleküle des Universums. Selbst ein Verdünnung D 6 ist schon absurd. Besonders lustig fand ich kürzlich eine Werbung, die einen dreifach homöopathischen Wirkkomplex versprach – dreimal nix ist immer noch nix.

Inzwischen gibt es unter der Ärzteschaft eine Subspezialisierung zur Homöopathie, oder soll ich sagen, eine Möglichkeit, Placebopräparate zu verordnen.

Da bekommen die naturwissenschaftlichen Fächer, wie Mathematik, Physik oder Chemie, wieder Oberwasser, die behaupten, Medizin sei keine Wissenschaft, sondern Kunst (von künstlich) und eine große Portion Psychologie. Zum Teil ist dies sicher richtig, aber Arzneimittelwirkung ist immer noch wissenschaftlich zu erklären und nachweisbar.

Allerdings finde ich es absurd, dass es Weiterbildungsveranstaltungen für Ärzte zum Thema Homöopathie gibt. Placeboanwendung sollte nur dann Anwendung finden, wenn dadurch keine gut etablierte Therapie versäumt wird.

Die Nutzung des Placeboeffektes ist erlaubt und manchmal hilfreich, aber es sollte niemals eine notwendige Behandlung unnötig verzögert werden. Prinzipiell muss der Körper mit einer Krankheit fertig werden. Was sagt ein altes lateinisches Sprichwort: *Medicus curat, natura sanat* = Der Arzt kuriert, und die Natur heilt. **Viele Krankheiten heilen auch ohne Arzt, dann kann Placebo (zum Beispiel Homöopathie) unterstützend die inneren Heilkräfte des Patienten mobilisieren,** wenn dieser an die Wirkung glaubt oder im Sinne einer Urteilsfindung Voltaires: »Das Geheimnis der Medizin besteht darin, den Patienten abzulenken, während die Natur sich selber hilft.«

Bei vielen Krankheiten benötigt der Organismus jedoch Unterstützung. In diesen Fällen sollte keine Zeit durch Placebobehandlung verloren gehen. Wenn schwere Lungenentzündungen oder Nierenentzündungen mit homöopathischen Globuli behandelt werden, so halte ich dies für unverantwortlich. Es käme fahrlässiger Körperverletzung und im schlimmsten Fall fahrlässiger Tötung gleich.

Wieso ist die Aussage »Aber mir hat es geholfen« wissenschaftlich nicht einfach nachweisbar? Ein kleines Beispiel aus der Arzneimitteltherapie soll dies veranschaulichen.

Ein Patient nimmt ein Mittel gegen Kopfschmerzen ein. Da es nach zwanzig Minuten scheinbar nicht gewirkt hat, nimmt er ein zweites, hoffentlich mit einem anderen Wirkprinzip, ein. Nun sind die Schmerzen wie weggeblasen. Der Patient schlussfolgert, dass das erste Arzneimittel ihm nicht hilft und er in Zukunft auf das andere Mittel zurückgreifen wird. In Wirklichkeit hat aber nur das erste Arzneimittel geholfen, da für die Aufnahme und Verteilung des Arzneimittels im Organismus mehr als zwanzig Minuten benötigt worden sind und erst nach dreißig oder vierzig Minuten seine Wirkung eintrat. So schnell kann man falsch liegen. Das zweite Mittel war überflüssig, und die Wirksamkeit kann in diesem Procedere nicht nachgewiesen werden.

Wenn ich ein paar Kügelchen mit angeblich homöopathischer Wirkung einnehme und das Symptom verschwindet nach drei Tagen, dann kann man nicht schlussfolgern, dass es die Kügelchen waren, denn man hat keinen Vergleich, wie der Verlauf ohne Kügelchen gewesen wäre. Wie schon erwähnt: *Medicus curat, natura sanat*, wobei die benötigte Zeit für die Heilung der Krankheiten unterschiedlich ist.

Ein Patient wird über längere Zeit behandelt, aber der Erfolg will sich nicht einstellen, dann geht er zum Heilpraktiker, der natürlich alle bisherige Therapie infrage stellt, obwohl er nur über einen Bruchteil der Kenntnisse eines Mediziners verfügt. Im positiven Fall ist die Selbstheilung schon soweit fortgeschritten, dass sich nun der Erfolg einstellt. Den »Ruhm« kassiert nun der Heilpraktiker, obwohl es allein die Natur war, die sich etwas mehr Zeit gelassen hat. Im negativen Fall hat der Mediziner wichtige Details übersehen, die der Heilpraktiker auch nicht erkannt hat. Die fehlende richtige Therapie durch den Heilpraktiker wird nun zur Gefahr, wie zum Beispiel eine verzögerte antibiotische Therapie bei schweren bakteriellen Infektionen. Auch hier heilt die Natur, aber der Organismus benötigt Unterstützung, die insbesondere in der Abschwächung der Vermehrung der Bakterien liegt. In diesem Fall lassen sich die Bakterien durch Placebos wenig beeinflussen.

Wie kann ich beweisen, dass Homöopathie eine Wirkung ausübt? Es zählt nur ein **randomisierter Doppelblindversuch**. Was ist das?

Ich nehme zum Beispiel dreihundert Patienten, möglichst von gleichem Geschlecht und aus der gleichen Altersgruppe sowie mit einem gleichen Krankheitsbild oder einem Symptom mit gleicher Ursache.

Nach einem Zufallsverfahren werden aus den dreihundert Patienten drei Gruppen zu je hundert Patienten gebildet. Die erste Gruppe bekommt ein bekanntes Arzneimittel, das bei der Krankheit oder dem Symptom wirksam ist. Die zweite Gruppe bekommt ein Placebo, also ein Scheinmedikament, und die dritte Gruppe bekommt ein homöopathisches Mittel. Form und Farbe der eingesetzten Mittel müssen gleich sein. Die Patienten wissen nicht, welcher Gruppe sie angehören. Auch die behandelnden Ärzte wissen nicht, welcher Patient welcher Gruppe angehört. Die verwendeten Mittel für alle drei Gruppen sehen identisch aus. Jeder Patient bekommt ein Medikament mit einer Code-Nummer, die er bis zum Ende des Versuches beibehält. Die Auswertung der Ergebnisse wird durch Fachleute vorgenommen, die mit dem Versuch und somit mit den Patienten gar nicht in Kontakt kommen.

Wenn nach Auswertung des Versuches das homöopathische Mittel besser ist als das Placebo, dann kann man von einer Wirkung sprechen. Solche Versuche, die zuletzt auch noch durch unabhängige Wissenschaftler bewertet werden, gibt es für homöopathische Mittel nicht.

Kürzlich ist ein Buch erschienen über die Rückkehr einer Homöopathin zur Normalität. Natalie Grams hat jahrelang eine homöopathische Praxis geführt, und das als Ärztin. Für einen wissenschaftlich tätigen Arzt ist das undenkbar. Manchmal muss man auch eigene Erfahrungen sammeln, um zu begreifen, welchem Trugschluss man unterliegt. Ihre Erkenntnisse hat sie in einem Buch mit dem Titel HOMÖOPATHIE NEU GEDACHT – WAS PATIENTEN WIRKLICH HILFT (Berlin, Heidelberg 2015) niedergeschrieben. Sie kommt zu folgendem Schluss: »Ein Heilpraktiker, der nur einen Hauptabschluss und ein polizeiliches Führungszeugnis vorzeigen muss, um ein paar Kurse zu belegen, also jemand ohne medizinische Bildung, ist noch am ehesten entschuldigt. Ein Homöopath mit dreihundert Stunden Ausbildung sollte es schon besser wissen. Einem studierten Mediziner aber bleiben kaum vernünftige Argumente für die Homöopathie.«

Damit bekommen die Naturwissenschaftler wieder

Wasser auf die Mühlen, die behaupten, Medizin sei keine Wissenschaft. Leider stimmt dies für den praktizierenden Arzt, der eventuell im Rahmen seiner Doktorarbeit ein wenig wissenschaftliches Arbeiten gelernt hat, in der Regel zu wenig, um wissenschaftliche Zusammenhänge umfassend darstellen zu können. Die Befürworter der Homöopathie kann ich nur akzeptieren, wenn sie den Placeboeffekt nutzen wollen. Wer an den Hahnemannschen Humbug glaubt, ist aus meiner Sicht absolut unbefleckt von wissenschaftlicher Denkweise.

Alles rein pflanzlich,
keine Chemie, alles Bio

Solche Schlagwörter benutzt die Werbung, um Produkte anzubieten, die scheinbar besonders gesund sind oder sich zumindest positiv von den herkömmlichen Produkten unterscheiden sollen.

Schon wieder werden wir in die Irre geführt. Es ist eigentlich eine Beleidigung unseres Verstandes.

Pflanzen bestehen aus sehr vielen verschiedenen Inhaltsstoffen. Diese können zum Teil hochgiftig sein, und ausreichend, um tödliche Vergiftungen hervorzurufen. Dabei beziehe ich mich nicht nur auf bekannte Giftpflanzen wie Bilsenkraut (Hyoscyamin), Eisenhut (Aconitin), Fingerhut (Digitoxin), Herbstzeitlose (Colchicin) oder Tollkirsche (Atropin), sondern auch auf scheinbar harmlose Pflanzen wie Christrose (Bufadienolid), Eibe (Taxin), Maiglöckchen (Convallatoxin) und andere.

Interessanterweise werden die Inhaltstoffe einiger dieser Giftpflanzen als sehr erfolgreiche Arzneimittel eingesetzt, wobei die genaue Dosierung entscheidend ist. Ein Pflanzenextrakt kann nicht annährend so genau dosiert werden.

Nun wird von den Pflanzengurus die Ungiftigkeit ihrer Pflanzen beschworen. Wenn keine Nebenwirkungen zu erwarten sind, dann sind meist auch keine Wirkungen vorhanden. Sollte ein wirksamer Stoff in der Pflanze sein, so wäre die reine Anwendung des Stoffes hilfreicher und sicherer, denn man kann dann den Stoff besser dosieren. In der Pflanze sind stets weitere Stoffe, die eventuell den wirksamen Stoff beeinflussen können. Ein sinnvolles Zusammenwirken der vielen einzelnen Stoffe einer Pflanze bleibt meist Utopie.

Digitoxin aus dem roten Fingerhut ist ein gutes Beispiel. Man hat zeitig erkannt, dass der Stoff bei Herzschwäche wirkt. Pflanzenextrakte wurden schon vor über tausend Jahren angewendet. Einigen Patienten wurde geholfen, und viele Patienten starben an Vergiftungen mit diesem Stoff. Erst im letzten Jahrhundert wurde das Digitoxin isoliert, gereinigt und präzise dosiert. Vielen Menschen wurde geholfen und deren Leben verlängert. Mit dem reinen Stoff hat man gelernt, dass Digitoxin bei zu hoher Dosis sehr giftig ist. Die doppelte Menge im Blut kann schon tödlich sein.

Nun die wichtigste Aussage: Alle Stoffe in der Pflanze sind chemische Stoffe. Die Aussage »keine Chemie« ist so, als wenn wir sagen würden: »Kein Mensch, kein Tier, keine Pflanzen«, denn ohne Chemie gäbe es diese Welt nicht.

Ich will den Werbern solcher Sprüche wie zum Beispiel »Keine Chemie« nicht so viel Unwissenheit unterstellen, aber diese Fehlinformationen sind äußerst dreist.

Pflanzliche Produkte sind entweder harmlos, und damit meist wirkungslos, oder sie sind äußerst gefährlich und damit giftig. Letztere werden eher nicht angeboten.

Die Versprechen der Anbieter sind meist nicht belegt.

Wenn von den Anbietern gefordert würde, ihre Aussagen wissenschaftlich zu belegen, dann würden wir nur noch wenig Werbung ertragen müssen.

Auch die Aussage »Klinisch getestet« sollte hinterfragt werden. Diese Aussage ist erfüllt, wenn die Substanz in einen klinischen Test gegangen ist, auch wenn keinerlei Erfolg gezeigt werden konnte. Siehe die oben beschriebene Doppelblindstudie. Diese hohen Ansprüche an eine klinische Studie werden von den meisten Herstellern nicht erfüllt.

Bachblütentherapie

In diesem Fall mache ich es mir einfach und zitiere noch einmal Wikipedia aus dem Internet:

»Die Bachblütentherapie (sprich: [ˈbætʃ]-Blütentherapie) ist ein in den 1930er Jahren von dem britischen Arzt Edward Bach (1886–1936) begründetes und nach ihm benanntes alternativmedizinisches Verfahren. Laut Bachs zentraler These beruhe jede körperliche Krankheit auf einer seelischen Gleichgewichtsstörung. Die Ursache dieser Störung sah er in einem Konflikt zwischen der unsterblichen Seele und der Persönlichkeit, und eine Heilung könne nur durch eine Harmonisierung auf dieser geistig-seelischen Ebene bewirkt werden. Bach beschrieb zunächst neunzehn Gemütszustände, erweiterte das Repertoire dann aber auf ›38 disharmonische Seelenzustände der menschlichen Natur‹. Diesen ordnete er Blüten und Pflanzenteile zu, die er in Wasser legte oder kochte und die so ihre ›Schwingungen‹ an das Wasser übertragen sollten. Aus diesen Urtinkturen werden anschließend durch starke Verdünnung die sogenannten Blütenessenzen hergestellt.«

Zur Wirksamkeit heißt es:

»In klinischen Studien zeigte sich keine größere Wirksamkeit von Bach-Blüten-Essenzen gegenüber Placebos, weshalb man davon ausgehen kann, dass die vermeintliche Wirkung von Bach-Blüten ein reiner Placebo-Effekt ist.

Die Kosten einer Behandlung werden von einigen deutschen Krankenkassen übernommen. Dies wird jedoch mit Kundenfreundlichkeit und nicht mit der Wirksamkeit der Bach-Blütentherapie begründet.«

Die Bachblütentherapie ist der gleiche Humbug wie Homöopathie und andere nicht wissenschaftlich fundierte Methoden.

Summa summarum

Diäten, Nahrungsergänzungsmittel, Multivitaminpräparate, Salze aller Art, Homöopathie und vieles mehr sind nur dazu da, uns das Geld aus der Tasche zu ziehen.

Nun müssen wir nichts davon kaufen, aber der Laie kann kaum unterscheiden, ob vielleicht doch etwas daran ist oder ob alles nur ein billiger Marketingtrick ist. In erster Linie steht das Verkaufsziel. Lassen Sie sich nichts vormachen, wenn jemand behauptet, es habe ihm geholfen. Er wird keinen Beweis antreten können, ob es wirklich die Einnahme des Präparates oder nur die Einnahme an sich, also der Placebo-Effekt, war. Der Effekt bei einer einzelnen Person ist nicht aussagekräftig. Der Wissenschaftler spricht in diesen Fällen von einem Versuch mit $n = 1$, einem Versuch mit 1 Versuchsperson. Wie schon im Kapitel »Homöopathie« beschrieben: Die Anbieter scheuen den wissenschaftlichen Beweis, da sie wissen, dass dieser nicht erbracht werden kann. Und: Sie müssten dann auf ein Milliardengeschäft verzichten. Wer will das schon!

Besuchen Sie uns im Internet:
www.deutscher-lyrik-verlag.de
www.karin-fischer-verlag.de

*Bibliografische Information
der Deutschen Nationalbibliothek*
Die Deutsche Nationalbibliothek verzeichnet
diese Publikation in der Deutschen Nationalbibliografie;
detaillierte bibliografische Daten sind im Internet über
http://dnb.d-nb.de abrufbar.

1 2 3 4 5   21 20 19 18 17

ISBN 978-3-8422-4523-5

Alle Rechte vorbehalten

© Hans-Jürgen Mest 2017

© für diese Ausgabe Karin Fischer Verlag GmbH Aachen 2017

Umschlag: yen-ka

Satz im Verlag

Covergestaltung unter Verwendung eines bildnerischen Motivs
des Autors © Hans-Jürgen Mest 2017

Autorenfoto von © Reinhard Kuchel 2017

Druck und Bindung: CPI Germany · buchbücher.de GmbH

Printed in Germany

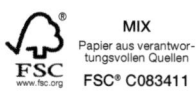

MIX
Papier aus verantwor-
tungsvollen Quellen
FSC® C083411